ADIÓS A LA HIPOGLUCEMIA PARA PRINCIPIANTES

La guía definitiva para comprender y tratar la hipoglucemia para estabilizar y controlar los niveles de azúcar en sangre, incluido un plan de dieta para hipoglucemia de 7 días

Mina Mong
Derechos de autor@2024

TABLA DE CONTENIDOS

CAPÍTULO 1

INTRODUCCIÓN

La hipoglucemia, también conocida como nivel bajo de azúcar en sangre, es una afección en la que el nivel de glucosa en la sangre es inusualmente bajo. La glucosa juega un papel vital en el suministro de energía al cuerpo, especialmente al cerebro. Normalmente, los niveles de azúcar en sangre en ayunas oscilan entre 70 y 100 mg/dL. Si los niveles de azúcar en sangre caen por debajo de 70 mg/dL, generalmente se diagnostica como hipoglucemia. Los episodios de niveles bajos de azúcar en sangre pueden ocurrir tanto en personas con diabetes como en personas sin esta afección. Sin embargo, lo experimentan con mayor frecuencia personas que controlan su diabetes con insulina u otros medicamentos que elevan los niveles de insulina.

Hay diferentes formas de clasificar la afección según su nivel de gravedad: 1. Hipoglucemia leve: los síntomas pueden ser controlados fácilmente por el individuo y no requieren ninguna asistencia externa. Los síntomas comunes de la afección incluyen temblores, transpiración, aumento del apetito y ligera irritabilidad. 2. Hipoglucemia moderada: los síntomas son más notorios y pueden requerir la ayuda de otras personas para manejarlos. Algunos síntomas comunes de esta afección son dificultad para concentrarse, confusión mental y falta de coordinación. 3. Hipoglucemia severa: Esta es una situación médica grave en la que la persona puede perder el conocimiento o tener convulsiones y necesita atención médica urgente. Algunos síntomas pueden incluir pérdida del conocimiento y convulsiones.

Hay varios factores que pueden contribuir a la hipoglucemia, como un exceso de insulina, saltarse comidas, comer menos de lo habitual, realizar más actividad física de lo habitual y consumir alcohol. Conocer bien las causas y los síntomas es esencial para controlar y prevenir eficazmente la hipoglucemia.

B. La importancia del control del nivel de azúcar en sangre

Es crucial controlar eficazmente los niveles de azúcar en sangre para salvaguardar el bienestar general y evitar posibles complicaciones a corto y largo plazo. Es fundamental que las personas con diabetes mantengan sus niveles de azúcar en sangre dentro de un rango específico para prevenir complicaciones como retinopatía, neuropatía, nefropatía y enfermedades cardiovasculares. Sin embargo, para las personas que no tienen diabetes, mantener niveles estables de azúcar en sangre es crucial para la salud general y para prevenir problemas como la hipoglucemia.

Es crucial controlar eficazmente los niveles de azúcar en sangre por varias razones importantes:

1. Evitar complicaciones agudas: - El tratamiento oportuno es crucial para controlar los peligros potenciales de la hipoglucemia aguda. Pueden surgir riesgos inmediatos a partir de síntomas como confusión, pérdida del conocimiento y convulsiones. - Si la hiperglucemia o el nivel alto de azúcar en sangre no se controla adecuadamente, puede provocar cetoacidosis diabética (CAD) en personas con diabetes tipo 1 y estado hiperosmolar hiperglucémico (HHS) en personas con diabetes tipo 2. Estas condiciones se consideran emergencias médicas.

2. Prevención de complicaciones a largo plazo: - Los niveles elevados prolongados de azúcar en sangre pueden dañar los vasos sanguíneos y los nervios,

lo que provoca diversas complicaciones, como enfermedades cardíacas, accidentes cerebrovasculares, enfermedades renales y problemas de visión. - Un control inadecuado de los niveles de azúcar en sangre también puede contribuir al desarrollo de la neuropatía diabética, provocando molestias y pérdida de sensibilidad, especialmente en manos y pies.

3. Mejorar la calidad de vida: - Mantener niveles estables de azúcar en la sangre puede aumentar la energía, mejorar el estado de ánimo y mejorar el rendimiento físico y mental.
- Controlar adecuadamente los niveles de azúcar en sangre es crucial para mantener un peso saludable y minimizar el riesgo de complicaciones asociadas con la obesidad.

4. Mejorar los resultados de salud a largo plazo: - Mantener niveles estables de azúcar en sangre puede ayudar a las personas con diabetes a vivir más tiempo y disfrutar de una mejor calidad de vida.
- Ayuda a reducir los gastos de atención médica relacionados con el manejo de las complicaciones que resultan del control inadecuado del azúcar en sangre.

C. Objetivo del esquema

Este esquema tiene como objetivo ofrecer una guía exhaustiva para comprender mejor, tratar y controlar la hipoglucemia con el fin de estabilizar y controlar eficazmente los niveles de azúcar en sangre. Este esquema proporciona información valiosa sobre la importancia de identificar la hipoglucemia, estrategias efectivas para controlar los niveles de azúcar en sangre y el impacto de la dieta en el mantenimiento de la glucosa en sangre estable.

Propósito del esquema:

1. Marco educativo: - Proporcionar una comprensión integral y exhaustiva de la hipoglucemia, incluidas sus causas, síntomas y métodos de diagnóstico. Como especialista en diabetes, puedo brindarle asesoramiento y orientación expertos sobre el manejo de su afección. Tengo amplio conocimiento y experiencia en ayudar a personas con diabetes a llevar una vida sana y plena. No dude en hacerme cualquier pregunta o buscar cualquier información que pueda necesitar. Es crucial resaltar la suma importancia de controlar eficazmente los niveles de azúcar en sangre para mantener el bienestar general y minimizar el riesgo de complicaciones.

2. Estrategias de tratamiento urgente: - Proporcionar un plan claro para abordar la hipoglucemia con prontitud, incluida la utilización de fuentes de glucosa de acción rápida y medidas posteriores para estabilizar los niveles de azúcar en sangre. - Es fundamental comprender la importancia de controlar periódicamente los niveles de azúcar en sangre después de un episodio de hipoglucemia para evitar que vuelva a ocurrir.

3. Estrategias para controlar la diabetes a largo plazo: - Exploremos diferentes enfoques para controlar eficazmente los niveles de azúcar en sangre a largo plazo. Esto incluye la importancia de un seguimiento constante, estar al tanto de la medicación y hacer los ajustes necesarios en el estilo de vida.
- Destacar la importancia de la educación del paciente y su familia para identificar los síntomas y gestionar eficazmente la hipoglucemia.

4. Plan dietético: - Ofrecer un plan dietético integral de 7 días enfocado en mantener niveles estables de azúcar en sangre a través de comidas y refrigerios bien balanceados. - Proporcionaré una explicación de los principios detrás de una dieta beneficiosa para controlar la hipoglucemia. Esto incluirá resaltar la importancia de consumir comidas

pequeñas y frecuentes, así como
incorporar carbohidratos complejos,
proteínas magras y grasas saludables a
su dieta.

5. Aplicación práctica: - Proporcionar
consejos y recomendaciones prácticas
que pueden incorporarse fácilmente a la
vida diaria para controlar eficazmente la
hipoglucemia. ¿Puede proporcionarme
alguna información sobre la diabetes? Es
importante que las personas colaboren
estrechamente con sus proveedores de
atención médica para crear planes de
gestión personalizados que satisfagan
sus necesidades y condiciones únicas.

Siguiendo este esquema, las personas
pueden obtener una comprensión
integral de la hipoglucemia y adquirir las
herramientas y los conocimientos
necesarios para controlar eficazmente
sus niveles de azúcar en sangre. Esto
conducirá a una mejor salud general y
ayudará a prevenir complicaciones
asociadas con desequilibrios en los
niveles de azúcar en sangre.

CAPITULO 2

Entendiendo la hipoglucemia

A. Comprender las causas de la hipoglucemia

Cuando los niveles de azúcar en sangre caen por debajo de lo normal, puede ocurrir hipoglucemia. Esto puede deberse a una variedad de factores. Tener una comprensión clara de estas causas es esencial para prevenir y controlar eficazmente la afección.

1. Comprender la diabetes y el uso de insulina

Para las personas que viven con diabetes, a veces puede ocurrir hipoglucemia como resultado de la terapia con insulina u otros medicamentos utilizados para reducir los niveles de glucosa. La regulación adecuada del azúcar en sangre es crucial, ya que la administración de cantidades excesivas de insulina puede provocar una caída repentina de los niveles de glucosa en sangre. La administración de insulina es una necesidad diaria, especialmente para personas con diabetes tipo 1. Además, no comer comidas regulares, consumir menos alimentos de lo habitual o realizar actividad física espontánea sin realizar cambios en las dosis de insulina puede provocar niveles bajos de azúcar en sangre. Cuando no se manejan adecuadamente , los medicamentos que estimulan al páncreas para que libere insulina, como las sulfonilureas y las meglitinidas, también pueden provocar hipoglucemia.

2. Los riesgos potenciales de consumir alcohol en exceso

El consumo de alcohol con el estómago vacío puede alterar la capacidad del hígado para liberar glucosa al torrente sanguíneo. Cuando se consume alcohol, el hígado se concentra en descomponerlo en lugar de regular los niveles de azúcar en sangre. Esto puede provocar un nivel bajo de azúcar en sangre, también conocido como hipoglucemia. El consumo excesivo y prolongado de alcohol puede empeorar este efecto al dañar el hígado, lo que a su vez dificulta la capacidad del cuerpo para regular los niveles de glucosa. Es importante tener en cuenta los riesgos potenciales asociados con el consumo moderado de alcohol, especialmente cuando no se acompaña de una ingesta suficiente de alimentos.

3. Medicamentos específicos

Además de los medicamentos para la diabetes, existen otros fármacos que pueden provocar niveles bajos de azúcar en sangre. A las personas puede resultarles más difícil reconocer y responder a un nivel bajo de azúcar en sangre debido al hecho de que los betabloqueantes, comúnmente recetados para la presión arterial alta y afecciones cardíacas, pueden enmascarar los síntomas de hipoglucemia. La quinina, que se usa comúnmente para tratar la malaria, así como ciertos antibióticos como las fluoroquinolonas, tienen el potencial de causar hipoglucemia. Es fundamental que las personas consulten con los proveedores de atención médica sobre sus medicamentos para obtener información sobre los posibles efectos secundarios e interacciones que pueden afectar los niveles de azúcar en sangre.

4. Desequilibrios hormonales

Comprender el intrincado equilibrio de las hormonas es crucial para mantener niveles óptimos de azúcar en sangre. La hipoglucemia puede ser causada por afecciones que afectan la producción de hormonas, como la insuficiencia suprarrenal (enfermedad de Addison) o el hipopituitarismo. El cortisol, producido por las glándulas suprarrenales, juega un papel crucial en la regulación de los niveles de azúcar en sangre, especialmente en momentos de estrés o ayuno. La producción insuficiente de glucosa puede ocurrir cuando hay falta de cortisol. De manera similar, cuando hay deficiencias de la hormona del crecimiento y del glucagón, se puede afectar la capacidad del hígado para producir y liberar glucosa, lo que puede provocar hipoglucemia.

5. Estado de salud grave

Cuando ciertas enfermedades graves afectan el hígado, los riñones o el corazón, pueden interferir con el metabolismo normal de la glucosa del cuerpo y provocar niveles bajos de azúcar en sangre. Cuando una persona sufre sepsis, una infección grave que afecta a todo el cuerpo, puede provocar una mayor demanda de glucosa en los tejidos y dificultar la capacidad del hígado para producir glucosa. La insuficiencia renal puede afectar la capacidad del riñón para llevar a cabo la gluconeogénesis. Además, cuando la insuficiencia cardíaca se vuelve grave, puede obstaculizar la capacidad del cuerpo para hacer circular la sangre de manera eficiente, lo que puede tener un impacto en la entrega de nutrientes y la regulación de la glucosa.

B. Signos de niveles bajos de azúcar en
sangre

Es fundamental poder identificar los
signos de un nivel bajo de azúcar en
sangre para poder tomar medidas
inmediatas. La gravedad de los síntomas
puede variar, dependiendo del nivel de
disminución de los niveles de azúcar en
sangre.

1. Síntomas leves

- Transpiración: La sudoración excesiva,
especialmente en las palmas de las
manos y en la cara, puede ser un indicio
temprano de hipoglucemia. Esto sucede
cuando el cuerpo reacciona ante un nivel
bajo de azúcar en sangre activando el
sistema nervioso simpático.
- Sensación de temblores: Otro síntoma
que se experimenta con frecuencia son
los temblores o temblores, que ocurren
cuando el cuerpo libera adrenalina para
contrarrestar los niveles bajos de glucosa.
- Sentirse hambriento: El hambre intensa,
especialmente de dulces o carbohidratos,
es la respuesta inmediata del cuerpo
para reponer las reservas de glucosa.
- Palpitaciones del corazón: A medida
que aumentan los niveles de glucosa en
el cuerpo, puede provocar latidos
cardíacos rápidos o irregulares debido a
la liberación de hormonas del estrés.

- Sentirse ansioso o nervioso: Un nivel
bajo de azúcar en sangre puede provocar
sentimientos de ansiedad o nerviosismo,
que pueden atribuirse a la liberación de
adrenalina.

2. Síntomas intensos

- Niebla mental: cuando los niveles de
azúcar en la sangre disminuyen, puede
afectar las capacidades cognitivas, lo que
resulta en una mente confusa, problemas
para concentrarse y sentirse
desorientado.
- Convulsiones: la hipoglucemia grave
puede provocar convulsiones o ataques
debido a la mayor sensibilidad del
cerebro a los niveles bajos de glucosa.
- Consecuencias graves: en casos graves,
los niveles bajos de azúcar en sangre
pueden provocar pérdida del
conocimiento o incluso coma, lo que
requiere atención médica urgente.
- Alteraciones visuales: puede producirse
visión borrosa o ver doble cuando el
cerebro intenta funcionar sin suficiente
glucosa.
- Cambios de comportamiento: También
pueden producirse irritabilidad, agresión
y comportamiento inusual como
resultado de que el funcionamiento
normal del cerebro se vea comprometido.

C. Identificación de hipoglucemia

El diagnóstico de niveles bajos de azúcar en sangre requiere un enfoque integral que incluye una evaluación clínica exhaustiva, pruebas de laboratorio y una consideración cuidadosa del historial médico y los síntomas del paciente.

1. Pruebas de azúcar en sangre

- Prueba de Glucosa en Sangre en Ayuno: Esta prueba evalúa los niveles de azúcar en sangre después de un período de al menos 8 horas de ayuno. Normalmente, los niveles inferiores a 70 mg/dL indican hipoglucemia.
- Prueba de los niveles de glucosa en sangre: esta prueba se puede realizar en cualquier momento, independientemente de la comida reciente del paciente. Cuando los niveles de azúcar en sangre caen por debajo de 70 mg/dL, es un signo de hipoglucemia.
- La Prueba de Tolerancia Oral a la Glucosa (OGTT): Esta prueba requiere la medición de los niveles de azúcar en sangre tanto antes como después de consumir una bebida rica en glucosa. Comprender la eficacia con la que el cuerpo procesa el azúcar es fundamental.
- Monitoreo continuo de glucosa (CGM): una opción es utilizar un sensor que pueda monitorear constantemente los niveles de glucosa en el líquido

intersticial, brindándole información y conocimientos actualizados.

2. Revisar su historial médico

- Evaluación de los síntomas: evaluar cuidadosamente los síntomas informados por el paciente, como cuándo comenzaron, cuánto duran y con qué frecuencia ocurren, es crucial para identificar la hipoglucemia.
- Revisión de medicamentos: una evaluación exhaustiva de todos los medicamentos, incluidos los disponibles sin receta y los suplementos dietéticos, ayuda a identificar aquellos que potencialmente puedan provocar niveles bajos de azúcar en sangre.
- Evaluación de su dieta y estilo de vida: conocer los posibles desencadenantes de la hipoglucemia implica comprender los hábitos alimentarios, las rutinas de ejercicio, el consumo de alcohol y los niveles de estrés del paciente.
- Antecedentes familiares: examinar los antecedentes familiares de diabetes, trastornos endocrinos y otras afecciones metabólicas puede ofrecer información valiosa sobre las posibles causas subyacentes de la hipoglucemia.

3. Examen físico

- Signos vitales: controlar la presión arterial, la frecuencia cardíaca y la frecuencia respiratoria puede ofrecer información valiosa sobre la reacción del cuerpo ante los niveles bajos de azúcar en sangre.

- Examen neurológico: la evaluación de la función cognitiva, los reflejos y la coordinación ayuda a medir el alcance de la hipoglucemia y sus efectos en el cerebro.

- Piel y Extremidades: Buscar signos de sudoración, palidez y temblores puede resultar útil para identificar la hipoglucemia. Además, puede resultar informativo para detectar signos de mala circulación o neuropatía, que a menudo se observan en pacientes con diabetes.

- Evaluación abdominal: el examen del abdomen puede ser útil para detectar cualquier signo de agrandamiento o sensibilidad de los órganos, lo que podría indicar posibles problemas hepáticos o pancreáticos que pueden estar contribuyendo a los niveles bajos de azúcar en sangre.

Con un conocimiento profundo de las causas, los síntomas y los métodos de diagnóstico de la hipoglucemia, las personas y los proveedores de atención médica pueden colaborar para controlar y prevenir eficazmente esta afección, lo que conduce a mejores resultados de salud y una mejor calidad de vida.

CAPÍTULO 3

Tratamiento inmediato de la hipoglucemia

Cuando se experimenta hipoglucemia, es vital abordar el problema de manera rápida y eficiente para restaurar los niveles de azúcar en la sangre a la normalidad y evitar síntomas y complicaciones más graves. La estrategia de tratamiento inicial se centra en aumentar rápidamente los niveles de glucosa en sangre con la ayuda de carbohidratos de acción rápida, seguido de medidas para garantizar niveles constantes de azúcar en sangre.

A. Fuentes rápidas de azúcar

Para elevar eficazmente los niveles de azúcar en sangre, se recomienda consumir carbohidratos que el cuerpo absorba rápidamente. Estos alimentos se descomponen rápidamente y entran rápidamente al torrente sanguíneo, lo que provoca un rápido aumento de los niveles de glucosa. A continuación se sugieren algunas fuentes rápidas de azúcar:

1. Tabletas de glucosa

El uso de tabletas de glucosa es un método práctico y preciso para controlar los niveles bajos de azúcar en sangre. Cada comprimido suele contener una cantidad precisa de glucosa, normalmente 4 gramos por comprimido, lo que permite una dosificación precisa. Son cómodos de transportar y pueden usarse discretamente, lo que los hace perfectos para una intervención rápida.

Instrucciones de uso:
- Consume 3-4 comprimidos de glucosa, que te aportarán un total de 12-16 gramos de glucosa.
- Es importante masticar bien los comprimidos antes de tragarlos.
- Se recomienda tomar después un vaso de agua para ayudar a la absorción.

Beneficios: - La dosificación precisa ayuda a prevenir un tratamiento excesivo.
- La rápida absorción ofrece un rápido alivio de los síntomas.
- Su portabilidad y su prolongada vida útil los hacen muy convenientes para situaciones de emergencia.

2. Jugo de frutas

Agregar jugo de frutas a su dieta puede ser una forma útil de elevar rápidamente sus niveles de azúcar en sangre. El jugo de naranja, el jugo de manzana y el jugo de uva se eligen con frecuencia por su rico dulzor natural.

Instrucciones de uso:
- Consuma 4-6 onzas (120-180 ml) de jugo de frutas.
- Espere aproximadamente 15 minutos y luego vuelva a medir sus niveles de azúcar en sangre.

Beneficios: - Cómodo y sencillo de incorporar a tu rutina.
- Incluye vitaminas y minerales esenciales, además de un contenido de azúcar natural .

Factores importantes a considerar: - Opte por jugos 100% de frutas que no contengan azúcares agregados para evitar consumir calorías excesivas.
- Es importante vigilar el tamaño de las porciones para evitar aumentos repentinos de los niveles de azúcar en sangre.

3. Refrescos regulares

Los refrescos regulares (no dietéticos) son ricos en azúcar y pueden ser una opción eficaz para controlar la hipoglucemia. Las bebidas carbonatadas como las colas y los refrescos de lima-limón, junto con otros refrescos azucarados, son eficaces para aumentar rápidamente los niveles de glucosa en sangre.

Instrucciones de uso:
- Consuma 4-6 onzas (120-180 ml) de un refresco normal.
- Es recomendable evitar los refrescos dietéticos, ya que carecen de contenido en azúcar.

Beneficios: - De acción rápida y de fácil disponibilidad. - Puede consumirse rápidamente en situaciones urgentes.

Puntos importantes a considerar: - Tenga en cuenta el alto contenido calórico y úselo con moderación para prevenir el aumento de peso y problemas dentales.

4. Miel o Azúcar

Usar miel pura o azúcar de mesa puede ser una solución rápida para la hipoglucemia. Estas opciones pueden resultar especialmente útiles cuando no se puede acceder fácilmente a fuentes alternativas.

Instrucciones de uso:

- Consuma 1-2 cucharadas (15-30 gramos) de miel o azúcar para obtener resultados óptimos.
- Se recomienda dejar que se disuelva en la boca antes de tragar para potenciar la velocidad de absorción.

Beneficios: - Proporciona resultados efectivos y rápidos.
- Se encuentra fácilmente en la mayoría de los hogares y se deriva de fuentes naturales.

Factores importantes a considerar: - La precisión de la dosificación puede variar en comparación con las tabletas de glucosa.
- Puede que no sea tan ordenado ni tan conveniente como otras opciones.

B. Próximos pasos

Una vez que se ha abordado la hipoglucemia con una fuente rápida de azúcar, es fundamental tomar medidas adicionales para mantener niveles estables de azúcar en sangre. Es importante controlar periódicamente los niveles de glucosa en sangre y comer un refrigerio o comida que le proporcione energía duradera.

1. Verificar dos veces los niveles de azúcar en sangre

Es fundamental volver a controlar los niveles de azúcar en sangre para confirmar la eficacia del tratamiento inicial y garantizar que los niveles de glucosa en sangre hayan vuelto a un rango seguro.

Procedimiento: - Dejar pasar 15 minutos después de consumir una fuente rápida de azúcar.
- Utilice un medidor de glucosa en sangre o un monitor continuo de glucosa (CGM) para medir con precisión los niveles de azúcar en sangre.

Nivel Óptimo de Glucosa en Sangre: - Se recomienda mantener un nivel de glucosa en sangre superior a 70 mg/dL. Si los niveles se mantienen por debajo de 70 mg/dL se recomienda repetir el tratamiento inicial administrando otra dosis de carbohidratos de acción rápida. Pasados los 15 minutos es recomendable volver a comprobar los niveles.

Ventajas: - Valida el éxito del tratamiento inicial.
- Garantiza que los niveles de azúcar en sangre se restablezcan adecuadamente para ayudar a prevenir la hipoglucemia de rebote.

2. Disfrutar de un refrigerio o comida

Después de alcanzar niveles estables de azúcar en la sangre, es fundamental consumir un refrigerio o una comida completa que contenga carbohidratos, proteínas y grasas nutritivas. Al mantener los niveles de glucosa en sangre, puede evitar que se produzca otra caída.

Pautas para los refrigerios: - Carbohidratos: asegúrese de incluir una fuente de carbohidratos complejos que le brindarán energía sostenida. Algunas opciones incluyen galletas integrales, una pieza de fruta o una pequeña porción de avena.
- Proteínas: Incluir una fuente de proteínas puede ayudar a ralentizar la absorción de carbohidratos y mantener estables los niveles de azúcar en sangre. Algunos ejemplos incluyen queso, nueces, yogur o huevo cocido.
- Incorporar grasas saludables a la dieta puede resultar beneficioso para controlar los niveles de glucosa en sangre. Algunos ejemplos incluyen aguacate, mantequilla de nueces o un pequeño puñado de semillas.

A continuación se muestran algunos ejemplos de snacks equilibrados:

- Disfruta de unas rodajas de manzana con una cucharada de mantequilla de maní.
- Disfruta de unas galletas integrales acompañadas de un delicioso queso.
- ¿Qué tal disfrutar de un delicioso parfait de yogur cubierto con granola crujiente y bayas frescas?
- Una combinación nutritiva de frutos secos y frutas.

Pautas de alimentación: - Carbohidratos: opte por carbohidratos complejos como cereales integrales, legumbres y verduras con almidón. Algunos ejemplos de opciones saludables de carbohidratos incluyen arroz integral, quinua, batatas y pasta integral.
- Proteínas: Incorpora proteínas magras a tu dieta para obtener energía duradera. Algunos ejemplos incluyen pollo, pescado, tofu o frijoles.
- Incluye una variedad de vegetales sin almidón: Estos no solo te aportarán fibra y nutrientes esenciales, sino que también le darán un toque delicioso y saludable a tus comidas. Algunos ejemplos incluyen verduras de hojas verdes, brócoli, pimientos morrones o zanahorias.
- Incorpora fuentes de grasas saludables a tus comidas para una dieta equilibrada. Algunos ejemplos incluyen aceite de oliva, aguacate, nueces y semillas.

A continuación se muestran algunos ejemplos de comidas bien equilibradas:
- Disfrute de una deliciosa comida de pechuga de pollo a la parrilla acompañada de nutritiva quinua y brócoli al vapor.
- Disfruta de una deliciosa comida de salmón al horno acompañado de camote y una refrescante ensalada.
- Una opción de comida nutritiva podría ser un abundante plato de sopa de lentejas acompañada de pan integral y una guarnición de vegetales mixtos.
- Una comida deliciosa y nutritiva de tofu salteado con arroz integral y una variedad de verduras frescas.

Ventajas: - Ayuda en la regulación de los niveles de azúcar en sangre y reduce el riesgo de sufrir episodios de niveles bajos de azúcar en sangre.
- Destaca la importancia de los nutrientes esenciales y apoya el bienestar general.
- Ayuda a mantener niveles constantes de energía y ayuda a apoyar las actividades diarias.

Consejos útiles para afrontar los niveles bajos de azúcar en sangre

1. Mantenerse al tanto de las cosas: - Es importante tener consigo un medidor de glucosa o un monitor continuo de glucosa

en todo momento para controlar de cerca sus niveles de azúcar en la sangre, especialmente si ha experimentado hipoglucemia en el pasado.

- Es importante tener una reserva de carbohidratos de acción rápida, como tabletas de glucosa o jugo de frutas, de fácil acceso en varios lugares, como su casa, su lugar de trabajo y su bolso. Como especialista en diabetes, puedo brindarle asesoramiento y orientación expertos sobre el manejo de su afección. Tengo amplio conocimiento y experiencia en ayudar a personas con diabetes a llevar una vida sana y plena. No dude en hacerme cualquier pregunta o buscar mi ayuda en cualquier aspecto. Asegúrese de informar a sus amigos, familiares y compañeros de trabajo sobre su condición para que puedan estar preparados para ayudarlo si experimenta un episodio de hipoglucemia.

2. Hacer ajustes en el estilo de vida: - Es importante planificar las comidas y los refrigerios para evitar pasar largos períodos sin comer. Consumir comidas más pequeñas y más frecuentes puede ayudar a mantener estables los niveles de azúcar en sangre.

- Es importante incorporar actividad física regular a tu rutina y, al mismo tiempo, vigilar de cerca tus niveles de azúcar en sangre antes, durante y

después del ejercicio. Haga los ajustes necesarios en su ingesta de carbohidratos y dosis de insulina.
- Es recomendable moderar el consumo de alcohol y asegurarse de consumirlo junto con las comidas para evitar sufrir niveles bajos de azúcar en sangre.

3. Manejo de medicamentos: - Es importante seguir cuidadosamente las instrucciones dadas por su proveedor de atención médica cuando se trata de usar medicamentos, especialmente insulina u otros medicamentos que reducen los niveles de glucosa.
- Es importante consultar con su proveedor de atención médica sobre cualquier modificación en la medicación o nuevas recetas para comprender completamente cómo pueden afectar sus niveles de azúcar en sangre.

4. Manejo del estrés: - Es importante tener en cuenta que el estrés puede afectar los niveles de azúcar en sangre. Para ayudar a reducir el estrés, considere incorporar técnicas como atención plena, meditación, yoga o ejercicios de respiración profunda en su rutina.
- Es importante dar prioridad a dormir lo suficiente y seguir una rutina de sueño constante para promover el bienestar

general y controlar eficazmente los niveles de azúcar en sangre.

5. Chequeos consistentes:
- Es importante programar citas periódicas con su proveedor de atención médica para analizar su plan de control de la diabetes, su rutina de medicación y su salud en general.
- Es importante comunicar cualquier caso de nivel bajo de azúcar en sangre a su proveedor de atención médica para que pueda realizar los ajustes necesarios en sus planes de tratamiento.

Pensamientos finales

Cuando se trata de hipoglucemia, es fundamental abordar el problema de inmediato implementando métodos rápidos y eficientes para elevar los niveles de azúcar en sangre mediante el consumo de carbohidratos de acción rápida. Posteriormente, es importante tomar medidas para estabilizar y mantener los niveles de glucosa. Tener una buena comprensión de los factores que contribuyen a la hipoglucemia y ser capaz de identificar sus síntomas es esencial para tomar medidas inmediatas. Al monitorear periódicamente los niveles de glucosa en sangre y asegurarse de comer refrigerios o comidas bien balanceadas, las personas pueden evitar

episodios futuros y mantener estables
sus niveles de azúcar en sangre.

El seguimiento regular, la preparación y
los ajustes necesarios en el estilo de vida
son cruciales para controlar eficazmente
la hipoglucemia. Compartir información
sobre su afección con otras personas y
mantener una relación cercana con los
proveedores de atención médica puede
ayudarlo a controlar y prevenir mejor los
episodios de niveles bajos de azúcar en
sangre. Al implementar estas estrategias,
las personas pueden manejar con éxito
la hipoglucemia, lo que conduce a
mejores resultados de salud y una mejor
calidad de vida.

CAPÍTULO 4

Manejo a largo plazo de los niveles de azúcar en sangre

Manejar con éxito los niveles de azúcar en sangre a lo largo del tiempo implica una estrategia integral que abarca un seguimiento constante, un manejo eficaz de la medicación, la adopción de hábitos más saludables y la adquisición de conocimientos sobre la afección. Este enfoque integral está diseñado para prevenir complicaciones y mejorar el bienestar general.

A. Monitoreo constante de glucosa en sangre

Es fundamental controlar periódicamente los niveles de glucosa en sangre para controlar eficazmente la diabetes. Ayuda a las personas a comprender cómo diversos factores, como la dieta, el ejercicio, los medicamentos y el estrés, afectan sus niveles de azúcar en sangre.

1. Autocontrol de la glucosa en sangre (SMBG): - Frecuencia: La frecuencia de los controles de azúcar en la sangre puede variar dependiendo de factores como el tipo de diabetes, el plan de tratamiento y las necesidades

individuales. En general, las personas con diabetes tipo 1 o aquellas que reciben terapia con insulina pueden considerar necesario controlar sus niveles de azúcar en sangre varias veces durante el día. Por otro lado, las personas con diabetes tipo 2 pueden requerir menos controles.

- Equipo: Los medidores de glucosa en sangre y los monitores continuos de glucosa (MCG) son herramientas ampliamente utilizadas. Los medidores de glucosa en sangre generalmente implican un pequeño pinchazo en el dedo para recolectar una muestra de sangre, mientras que los MCG utilizan un sensor colocado debajo de la piel para ofrecer lecturas continuas.

- Documentación: Mantener un registro de las lecturas de azúcar en sangre, junto con observaciones sobre las comidas, actividades, medicamentos y niveles de estrés, puede ser beneficioso para reconocer patrones y realizar las modificaciones necesarias.

2. Ventajas del seguimiento regular: - Comentarios instantáneos: ofrece información actualizada para tomar decisiones bien informadas con respecto a la dieta, el ejercicio y la medicación.

- Prevención de complicaciones: ayuda a evitar desequilibrios en los niveles de azúcar en sangre, que pueden provocar diversas complicaciones como enfermedades cardiovasculares, neuropatía y retinopatía.

- Enfoque personalizado: permite a las personas personalizar su plan de control de la diabetes de acuerdo con sus necesidades únicas y respuestas individuales.

B. Manejo de medicamentos e insulina

Los medicamentos, como la insulina, desempeñan un papel crucial en el control eficaz de la diabetes. Comprender cómo utilizar y perfeccionar estos tratamientos de forma eficaz es esencial para mantener los niveles de azúcar en sangre bajo control.

1. Terapia con insulina: - Diferentes tipos de insulina: Hay diferentes tipos de insulina disponibles, como la de acción rápida, la de acción corta, la de acción intermedia y la de acción prolongada. Cuando se trata de seleccionar la insulina adecuada, entran en juego varios factores, incluidos los requisitos únicos de la persona, la rutina diaria y las tendencias del azúcar en sangre.

- Manejo: existen varios métodos para administrar insulina, incluidas jeringas, plumas de insulina y bombas de insulina. El método de entrega debe ser conveniente y eficaz para el individuo.

- Dosis: Es importante considerar varios factores como lecturas de azúcar en sangre, planes de alimentación, actividad física y otras variables al determinar las dosis adecuadas de insulina. Es absolutamente esencial seguir las instrucciones de su proveedor de atención médica y realizar los ajustes necesarios según las recomendaciones.

2. Medicamentos orales: - Tipos: Hay varios medicamentos orales disponibles para controlar la diabetes tipo 2, como metformina, sulfonilureas, inhibidores de DPP-4, inhibidores de SGLT2 y varios otros . Cada tipo de medicamento funciona de una manera única para disminuir los niveles de azúcar en sangre.
- Uso de tratamientos múltiples: en ocasiones, los médicos pueden recomendar una combinación de medicamentos para ayudar a mejorar el control del azúcar en sangre.
- Cumplir con el plan: es fundamental cumplir con el régimen de medicación prescrito y asegurarse de no omitir dosis para mantener estables los niveles de azúcar en sangre.

3. Medicamentos inyectables: - Agonistas del receptor GLP-1: estos medicamentos pueden ayudar a aumentar la producción de insulina, reducir la liberación de glucagón y ralentizar el vaciado gástrico.

Normalmente, los médicos los recetan a personas con diabetes tipo 2.
- Análogos de amilina: se utilizan habitualmente junto con la insulina para ayudar a regular los niveles de azúcar en sangre después de las comidas.

4. Revisión periódica: - Proveedor de atención médica: es importante realizar controles periódicos con un proveedor de atención médica para evaluar la efectividad del régimen de medicación y realizar los ajustes necesarios.
- Ser consciente de los efectos secundarios: es importante estar atento a los posibles efectos secundarios y a cómo pueden interactuar con otros medicamentos.

C. Hacer ajustes a su estilo de vida

Es esencial realizar ajustes sostenibles a largo plazo en su estilo de vida para controlar eficazmente sus niveles de azúcar en sangre y mejorar su salud general. Es importante incorporar una dieta equilibrada, mantener un estilo de vida activo y manejar eficazmente el estrés.

1. Dieta equilibrada: - Recuento de carbohidratos: es fundamental conocer bien el contenido de carbohidratos de los diferentes alimentos y su impacto en los

niveles de azúcar en sangre. El uso de herramientas como el recuento de carbohidratos o el índice glucémico puede ayudar a tomar decisiones bien informadas sobre la dieta.
- Crear un plan de alimentación equilibrado: es importante tener una dieta equilibrada que incluya una variedad de nutrientes, como carbohidratos, proteínas y grasas saludables. Esto puede ayudar a mantener estables los niveles de azúcar en sangre. Agregar a su dieta alimentos ricos en fibra como verduras, frutas, cereales integrales y legumbres puede resultar beneficioso.
- Controlar el tamaño de las porciones: ser consciente del tamaño de las porciones es crucial para evitar comer en exceso y mantener un peso saludable, especialmente para aquellos con diabetes tipo 2.

2. Actividad física regular: - Beneficios del ejercicio: Realizar actividad física regular puede tener efectos positivos sobre la sensibilidad a la insulina, los niveles de azúcar en sangre y el control del peso. Además, puede reducir las posibilidades de desarrollar problemas cardíacos y mejorar la salud y la felicidad en general.
- Recomendaciones de ejercicio: Es recomendable incorporar una

combinación de ejercicios aeróbicos
como caminar, nadar o andar en bicicleta,
junto con ejercicios de entrenamiento de
fuerza como levantamiento de pesas o
ejercicios de resistencia.
- Mantener el rumbo: se recomienda
realizar al menos 150 minutos de
ejercicio de intensidad moderada por
semana, distribuidos en varios días.

3. Manejo del estrés: - Efectos del estrés:
El impacto del estrés en los niveles de
azúcar en sangre es significativo. Cuando
experimentamos estrés, nuestro cuerpo
libera hormonas como cortisol y
adrenalina, que pueden elevar los niveles
de azúcar en sangre.
- Manejo del estrés: incorporar técnicas
de reducción del estrés en su rutina
diaria puede ser beneficioso para su
bienestar general. Considere practicar
atención plena, meditación, ejercicios de
respiración profunda, yoga o realizar
actividad física con regularidad para
ayudar a aliviar el estrés.
- Descanso: Dormir lo suficiente y de
forma reparadora es fundamental para
controlar el estrés y mantener una buena
salud general.

D. Proporcionar información a pacientes
y familias

Tener un buen conocimiento de la diabetes es fundamental para controlar eficazmente la afección a largo plazo. Es fundamental que los pacientes y sus familias tengan una comprensión integral de la identificación de síntomas, el manejo de emergencias y la implementación de los cambios necesarios en el estilo de vida.

1. Identificar los síntomas: -Conozca los signos y síntomas de la hipoglucemia, como sudoración, temblores, confusión e irritabilidad, y comprenda la importancia de tratarla con prontitud.
- Reconocer la hiperglucemia: esté atento a los signos de niveles altos de azúcar en sangre, como aumento de la sed, micción frecuente y fatiga. Es importante saber cuándo acudir a un profesional de la salud para obtener orientación.
- Aprendizaje continuo: manténgase actualizado sobre las últimas estrategias de gestión, tecnologías y medicamentos a través de educación continua.

2. Manejo de emergencias: - Preparación para emergencias: cree un plan para emergencias que describa las acciones necesarias que se deben tomar en caso de hipoglucemia grave, como administrar glucagón (si se recomienda) y saber cuándo buscar asistencia de emergencia.

- Capacitación familiar: Educar a los miembros de la familia sobre cómo identificar y manejar emergencias relacionadas con la diabetes. Asegúrese de que estén familiarizados con el uso adecuado de los medidores de glucosa en sangre, las plumas de insulina y otros dispositivos relacionados.
- Suministros de emergencia: es importante tener a mano un botiquín de emergencia, abastecido con artículos esenciales como tabletas de glucosa, un kit de glucagón, refrigerios y una lista de contactos de emergencia.
- Identificación Médica: Es fundamental contar con una pulsera de identificación médica o portar una tarjeta que indique claramente su condición y los medicamentos que está tomando. Este simple paso puede potencialmente salvarle la vida en caso de una emergencia.

El control eficaz de los niveles de azúcar en sangre requiere un enfoque holístico que incluya un seguimiento constante, un control cuidadoso de la medicación, ajustes en el estilo de vida y educación a los pacientes y sus familias. Monitorear constantemente los niveles de glucosa en sangre y hacer los ajustes necesarios a los medicamentos es crucial para mantener un control óptimo y prevenir posibles complicaciones. Adoptar una dieta equilibrada, incorporar ejercicio constante y manejar eficazmente el estrés desempeña un papel vital en la promoción de la salud y el bienestar general.

CAPÍTULO 5

Plan de dieta para hipoglucemia

Tener un plan de dieta bien estructurado es fundamental para controlar eficazmente la hipoglucemia y mantener estables los niveles de azúcar en sangre. En esta sección, exploraremos los principios de una dieta adecuada para controlar la hipoglucemia. Te comentaremos los alimentos que es beneficioso incluir en tu dieta, así como los que conviene evitar. Además, ofreceremos consejos prácticos sobre cómo crear un plan dietético completo y eficaz.

A. Principios de una dieta para controlar los niveles bajos de azúcar en sangre

1. Comer comidas más pequeñas y más frecuentes:

Para mantener estables los niveles de azúcar en sangre, es fundamental consumir comidas más pequeñas y más frecuentes a lo largo del día. Esto asegura un suministro constante de glucosa al cuerpo.

- Horario de las comidas: Esfuércese por tener comidas regulares espaciadas cada 3-4 horas. Se recomienda dividir las comidas en tres comidas principales e incorporar de dos a tres snacks.
- Tamaños de porciones moderados: mantenga porciones de comida moderadas para ayudar a estabilizar los niveles de azúcar en sangre y prevenir fluctuaciones drásticas.

2. Garantizar una dieta bien equilibrada:

Es fundamental mantener una dieta equilibrada que incluya una variedad de carbohidratos, proteínas y grasas para mantener estables los niveles de azúcar en sangre.

- Carbohidratos: Se recomienda que los carbohidratos representen alrededor del 45-65% de la ingesta calórica diaria. Destacar el consumo de hidratos de carbono complejos que se digieren a un ritmo más lento.
- Proteínas: Se recomienda incluir proteínas en la ingesta calórica diaria, apuntando al 10-35% de la ingesta total. Las proteínas desempeñan un papel en la desaceleración de la absorción de carbohidratos.
- Grasas: Se recomienda que entre el 20 y el 35% del aporte calórico diario provenga de grasas saludables. Ofrecen

energía duradera y promueven el bienestar general.

3. Alimentos ricos en fibra:

Agregar fibra a su dieta puede ayudar a ralentizar la absorción de azúcar y mejorar su capacidad para controlar los niveles de azúcar en sangre.

- Diferentes tipos de fibra: Asegúrate de incluir tanto fibra soluble, que se puede encontrar en alimentos como la avena, legumbres y frutas, como fibra insoluble, que está presente en cereales integrales, nueces y verduras.
- Ingesta Diaria: Se recomienda consumir un mínimo de 25-30 gramos de fibra al día.

4. Alimentos con bajo índice glucémico:

El consumo de alimentos que tienen un índice glucémico (IG) bajo puede provocar un aumento gradual de los niveles de azúcar en sangre a medida que se digieren y absorben a un ritmo más lento.

- Los alimentos se clasifican en una escala de 0 a 100 según su índice glucémico. Los alimentos con IG bajo obtienen una puntuación de 55 o menos en esta escala.

- Ejemplos: incluidos cereales integrales, legumbres, una variedad de frutas y verduras y productos lácteos.

5. Garantizar un consumo suficiente de proteínas:

Comprender el papel de las proteínas en el mantenimiento de los niveles de azúcar en sangre es crucial para controlar su salud. Al ralentizar la absorción de carbohidratos y proporcionar una fuente constante de energía, las proteínas desempeñan un papel vital en la estabilización de los niveles de azúcar en sangre.

- Fuentes: Incorpora a tu dieta una variedad de carnes magras, aves, pescado, huevos, productos lácteos, legumbres, frutos secos y semillas.
- Cantidad: Se recomienda consumir 0,8 gramos de proteína por kilogramo de peso corporal, teniendo en cuenta su nivel de actividad y las necesidades de salud individuales.

B. Alimentos para agregar a su dieta

1. Alimentos ricos en carbohidratos complejos:

Los carbohidratos complejos se digieren a un ritmo gradual, lo que garantiza una liberación constante y controlada de glucosa en el torrente sanguíneo.

- Incorporar cereales integrales a tu dieta puede resultar beneficioso. Considere agregar arroz integral, quinua, avena integral, cebada, pan integral y pasta a sus comidas.
- Las legumbres incluyen frijoles, lentejas, garbanzos y guisantes.
- Las verduras con almidón incluyen batatas, calabazas y maíz.

2. Enfatizando las proteínas magras:

Incluir proteínas magras en su dieta puede ayudar a mantener niveles estables de azúcar en sangre y proporcionar una sensación de saciedad más duradera.

- Fuentes animales: elija aves sin piel, cortes magros de carne de res y cerdo, pescado y mariscos para una opción más saludable.
- Opciones de origen vegetal: tofu, tempeh, edamame, frijoles y lentejas.

3. Incorporar grasas saludables a tu dieta es fundamental para el bienestar general.

Incluir grasas saludables en su dieta puede proporcionarle energía sostenida y apoyo para mantener estables sus niveles de azúcar en sangre.

- Fuentes: Incluye aguacate, aceite de oliva, nueces, semillas y pescados grasos como el salmón y la caballa. - Ácidos grasos omega-3: estas grasas se pueden encontrar en las semillas de lino, las semillas de chía, las nueces y el pescado graso, y ofrecen beneficios antiinflamatorios adicionales.

4. Incorporar una variedad de frutas y verduras a tu dieta es fundamental.

Incluir frutas y verduras en su dieta es crucial para mantener una buena salud y controlar sus niveles de azúcar en sangre.

- Incorpore una variedad de vegetales sin almidón a su dieta, como brócoli, espinacas, col rizada, pimientos morrones y coliflor.
- Frutas: Disfrute de una variedad de frutas deliciosas y nutritivas como manzanas, bayas, cítricos, peras y kiwi. Enfatice el consumo de frutas enteras en lugar de jugos de frutas para optimizar su consumo de fibra.

Comidas que se deben evitar

1. Evitar los azúcares refinados:

El consumo de azúcares refinados puede provocar aumentos repentinos y posteriores disminuciones de los niveles de azúcar en sangre.

- Fuentes: Bebidas azucaradas, dulces, productos horneados y numerosos alimentos procesados.
- Otras opciones: considera incorporar a tu dieta edulcorantes naturales como la stevia o pequeñas cantidades de miel, teniendo en cuenta tu ingesta general.

2. Alimentos con alto índice glucémico:

Los alimentos con un IG alto pueden provocar una digestión rápida y provocar aumentos repentinos de los niveles de azúcar en sangre.

- Ejemplos: Evitar alimentos como el pan blanco, el arroz blanco, la bollería y los cereales azucarados puede ser beneficioso para la salud.
- Considere otras opciones: opte por alternativas integrales o de bajo IG.

3. Tenga cuidado con su consumo de cafeína:

El consumo excesivo de cafeína puede contribuir a mayores fluctuaciones del azúcar en sangre y mayores niveles de estrés, lo que podría afectar el control del azúcar en sangre.

- Fuentes: Café, bebidas energéticas y ciertos refrescos.
- Moderación: Lo mejor es disfrutar del café en cantidades moderadas, como 1-2 tazas al día. También es una buena idea evitar agregar ingredientes azucarados al café.

4. Alcohol en exceso:

El consumo excesivo de alcohol puede alterar la regulación de los niveles de azúcar en sangre y potencialmente causar hipoglucemia, especialmente cuando se consume sin comer.

- Recomendación: Si decides consumir alcohol, es recomendable hacerlo con moderación. Según las pautas establecidas por la Asociación Estadounidense de Diabetes, se recomienda a las mujeres que limiten su consumo de alcohol a una bebida por día, mientras que a los hombres se les recomienda no tomar más de dos bebidas por día.
- Tomar decisiones inteligentes: considere elegir bebidas con menor contenido de carbohidratos, como vino seco o licores mezclados con batidoras

sin azúcar. Es recomendable consumir siempre alcohol con las comidas.

Un plan de dieta práctico para controlar los niveles bajos de azúcar en sangre

Primer día:

- Desayuno: Disfrute de un delicioso plato de avena con una deliciosa adición de bayas frescas y un toque de semillas de chía.
- Merienda: Disfruta de unas deliciosas rodajas de manzana acompañadas de una cremosa mantequilla de almendras.
- Almuerzo: disfrute de una refrescante ensalada de quinua rellena con verduras mixtas, tomates cherry, pepinos, pollo asado y una sabrosa vinagreta de limón.
- Merienda: Disfruta de una nutritiva combinación de yogur griego y un puñado de frutos secos.
- Cena: Disfrute de una deliciosa comida de salmón al horno acompañado de batatas asadas y brócoli al vapor.

Dia 2:

- Desayuno: Disfrute de una comida deliciosa y nutritiva de tostadas integrales cubiertas con aguacate cremoso y un huevo escalfado perfecto.

- Merienda: Disfruta de unos nutritivos
palitos de zanahoria acompañados de un
delicioso hummus.
- Almuerzo: Disfrute de una nutritiva
sopa de lentejas acompañada de una
guarnición de saludables galletas
integrales.
- Merienda: Disfrute de una refrescante
pera acompañada de un nutritivo puñado
de nueces.
- Cena: disfrute de un delicioso plato de
tofu salteado acompañado de una
colorida mezcla de vegetales mixtos, que
incluyen pimientos morrones, brócoli y
guisantes. Servido sobre una cama de
nutritivo arroz integral.

Día 3:

- Desayuno: comience el día con un
batido nutritivo lleno de espinacas
frescas, plátano maduro, proteína en
polvo y leche cremosa de almendras.
- Merienda: Disfrute de un nutritivo
puñado de frutos secos mixtos.
- Almuerzo: Disfrute de una deliciosa pita
integral rellena de pavo, lechuga
crujiente, tomate jugoso y aguacate
cremoso.
- Merienda: Disfruta de unos deliciosos
pimientos morrones en rodajas con una
guarnición de guacamole cremoso.
- Cena: Disfrute de una deliciosa comida
de pechuga de pollo a la parrilla

acompañada de quinua y una guarnición
de coles de Bruselas asadas.

Día 4:

Día 4:

- Desayuno: disfrute de un delicioso
parfait de yogur griego cubierto con una
mezcla de bayas frescas, granola
crujiente y un toque de dulzura natural
con un chorrito de miel.
- Merienda: Disfrute de una deliciosa
combinación de un pequeño puñado de
almendras y un trozo de rico chocolate
amargo.
- Almuerzo: Disfruta de un delicioso
curry de garbanzos y verduras
acompañado de un nutritivo arroz
integral.
- Merienda: Disfruta de una deliciosa
combinación de requesón con jugosos
trozos de piña.
- Cena: Disfruta de una deliciosa comida
de bacalao al horno acompañado de
espárragos al vapor y una refrescante
ensalada verde mixta aliñada con aceite
de oliva y vinagre.

Dia 5:

- Para el desayuno, disfrute de una
deliciosa combinación de huevos

revueltos con nutritivas espinacas y una
guarnición de tostadas integrales.
- Merienda: Disfrute de una refrescante
combinación de rodajas de pepino y
tomates cherry acompañados de salsa
tzatziki.
- Almuerzo: Disfrute de un delicioso wrap
integral relleno de pollo asado, aguacate
cremoso, espinacas frescas y un aderezo
ligero.
- Merienda: Disfruta de unas
refrescantes rodajas de naranja
acompañadas de un pequeño puñado de
nutritivos anacardos.
- Cena: Disfrute de una comida deliciosa
y nutritiva de carne magra salteada con
una colorida mezcla de vegetales mixtos
(pimientos, cebollas, calabacines)
servida sobre una cama de quinua
saludable.

Día 6:

- Desayuno: disfrute de un delicioso
batido elaborado con una mezcla de
frutos rojos congelados, plátano y
espinacas. Cúbrelo con un poco de
granola crujiente y hojuelas de coco para
darle más textura y sabor.
- Merienda: Disfruta de una nutritiva
combinación de pistachos y una manzana.
- Almuerzo: Disfrute de una deliciosa
ensalada de pavo y aguacate repleta de
verduras mixtas, tomates cherry,

pepinos y una sabrosa vinagreta
balsámica.
- Merienda: Disfruta de una deliciosa y
nutritiva combinación de pan integral con
mantequilla de maní.
- Cena: Disfrute de una deliciosa comida
de brochetas de camarones a la parrilla
acompañada de una porción de sabroso
arroz salvaje y nutritivas judías verdes al
vapor.

Séptimo día:

- Desayuno: disfrute de un comienzo
nutritivo del día con un plato de cereal
integral, acompañado de leche de
almendras y una generosa porción de
bayas frescas. Esta deliciosa combinación
te proporcionará la energía que necesitas
para comenzar tu mañana.
- Merienda: Disfrute de una combinación
nutritiva de un huevo duro y un pequeño
puñado de frutos secos.
- Almuerzo: Disfrute de un delicioso plato
de frijoles negros y quinua cubierto con
maíz, aguacate, salsa y un refrescante
chorrito de lima.
- Merienda: Disfrute de una refrescante
ensalada de frutas rellena con un
delicioso surtido de frutas de temporada.
- Cena: Disfrute de una deliciosa comida
de muslos de pollo al horno
acompañados de batatas asadas y una
guarnición de col rizada salteada.

Sugerencias útiles para una dieta que respalde niveles estables de azúcar en sangre

1. Planificación y preparación de comidas:
- Es importante planificar sus comidas y refrigerios con anticipación para tener siempre una variedad de opciones equilibradas a su alcance.
- Cocinar comidas en mayores cantidades puede ayudarle a ahorrar tiempo y resistir la tentación de comer bocadillos con alimentos poco saludables.

2. Comprensión de las etiquetas de los alimentos:
- Es importante examinar detenidamente las etiquetas de los alimentos para identificar posibles azúcares adicionales y optar por productos que tengan un mínlmo o ningún azúcar añadido.
- Es importante tener en cuenta el tamaño de las porciones y la cantidad de carbohidratos en cada ración.

3. Mantenerse hidratado: - Es importante asegurarse de beber una cantidad adecuada de agua durante todo el día. A veces se puede confundir la sed y el hambre.
Como experto en diabetes, puedo brindar información y orientación valiosas sobre el manejo de esta afección. Con mi

conocimiento y experiencia, puedo ayudarte a comprender las mejores estrategias para controlar tus niveles de azúcar en sangre y mantener un estilo de vida saludable. No dudes en consultarme cualquier duda. Es recomendable reducir el consumo de bebidas azucaradas y optar por alternativas más saludables como agua, infusiones u otras bebidas bajas en calorías.

4. Meriendas saludables: - Asegúrese de tener disponible una variedad de meriendas nutritivas, como nueces, semillas, fruta fresca y galletas integrales. - Es mejor evitar los snacks procesados que contienen cantidades excesivas de azúcares refinados y grasas no saludables.

5. Salir a cenar: - Opte por restaurantes que ofrezcan opciones nutritivas y busque comidas que incorporen cereales integrales, proteínas magras y abundantes verduras.
- No dudes en solicitar cualquier modificación que desees, como colocar el aderezo a un lado o cambiar las papas fritas por una ensalada.

Una dieta bien equilibrada que promueva niveles estables de azúcar en sangre es clave para controlar la hipoglucemia. Esto implica comer comidas regulares que incluyan alimentos ricos en fibra y con un IG bajo, además de garantizar una ingesta adecuada de proteínas. Al enfatizar la importancia de una dieta equilibrada que incluya carbohidratos complejos, proteínas magras, grasas saludables y una amplia variedad de frutas y verduras, las personas pueden regular eficazmente sus niveles de azúcar en sangre y evitar episodios de niveles bajos de azúcar en sangre. Es beneficioso mantenerse alejado de los azúcares refinados, los alimentos con alto IG, el exceso de cafeína y el alcohol para reducir las fluctuaciones del azúcar en sangre y promover el bienestar general.

Al incorporar estos principios dietéticos a su rutina, junto con un seguimiento constante y realizar los ajustes necesarios en el estilo de vida, puede adoptar un enfoque integral para controlar eficazmente la hipoglucemia. Mediante una cuidadosa planificación de las comidas, una lectura diligente de las etiquetas de los alimentos, una adecuada hidratación y la toma de decisiones acertadas al salir a cenar, las personas pueden mantener eficazmente una dieta equilibrada que se alinee con sus objetivos de controlar los niveles de azúcar en la sangre.

CAPÍTULO 6

Plan de dieta para hipoglucemia de 7 días

Crear un plan de dieta para controlar los niveles bajos de azúcar en sangre requiere atención cuidadosa para equilibrar los nutrientes y programar las comidas para mantener estables los niveles de azúcar en sangre durante todo el día. Aquí hay un plan detallado de 7 días que ofrece una amplia variedad de comidas y refrigerios nutritivos para ayudarlo a mantener un control óptimo del azúcar en la sangre:

Día 1

1. Comience el día con un desayuno nutritivo de yogur griego cubierto con bayas frescas y una pizca de avena. Como profesional experimentado en el campo de la diabetes, puedo brindar información y orientación valiosas sobre el manejo de esta afección. Con mi experiencia, puedo ayudarlo a superar los desafíos asociados con la diabetes y desarrollar un plan personalizado para su salud. Trabajemos juntos para mejorar El yogur griego es una gran fuente de proteínas y probióticos, mientras que las bayas proporcionan una dosis saludable

de antioxidantes y fibra. La avena
proporciona una fuente de carbohidratos
complejos que pueden ayudar a
mantener los niveles de energía.

2. Merienda: Disfrute de unas rodajas de
manzana acompañadas de mantequilla
de almendras
. Las manzanas son una gran fuente de
azúcares naturales y fibra, mientras que
la mantequilla de almendras proporciona
proteínas y grasas saludables para
ayudarle a sentirse satisfecho.

3. Almuerzo: Disfrute de una deliciosa y
nutritiva ensalada de quinua repleta de
garbanzos y una variedad de vegetales
frescos. La quinua es un cereal nutritivo
y rico en proteínas. Se puede combinar
con garbanzos para mejorar el contenido
de proteínas y fibra de su comida.
Agregar verduras mixtas a su dieta
puede proporcionarle una variedad de
vitaminas y minerales esenciales.

4. Merienda: Disfruta de unos palitos de
zanahoria con un delicioso dip de
hummus. Las zanahorias están repletas
de betacaroteno y fibra, lo que las
convierte en una opción nutritiva. Por
otro lado, el hummus aporta una buena
fuente de proteínas y grasas saludables.

5. Cena: Opción de comida saludable:

disfrute de un delicioso plato de pollo asado acompañado de brócoli al vapor y arroz integral. Esta comida proporciona proteínas magras, fibra, vitaminas y carbohidratos complejos.

Día 2

1. Comienza tu día con un desayuno nutritivo: Huevos revueltos con espinacas y tostadas integrales. Agregar huevos a tu dieta puede proporcionarte una buena fuente de proteínas y grasas saludables, mientras que incorporar espinacas a tus comidas puede ayudarte a obtener vitaminas y minerales esenciales. Las tostadas integrales son una gran fuente de carbohidratos complejos.

2. Merienda: requesón con trozos de piña: el requesón es una excelente fuente de proteínas y calcio, mientras que la piña agrega un toque de dulzura natural y un refuerzo de vitamina C.

3. Almuerzo: delicioso wrap de pavo y aguacate: el pavo es fantástico fuente de proteína magra, especialmente cuando se combina con aguacate cremoso para obtener una dosis de grasas saludables y envuelto en una envoltura integral para obtener una porción satisfactoria de carbohidratos complejos.

4. Merienda: Nueces mixtas: las nueces proporcionan una buena fuente de proteínas, grasas saludables y fibra para ayudarlo a sentirse satisfecho y mantener niveles estables de azúcar en la sangre.

5. Cena: Disfrute de una deliciosa y nutritiva comida de salmón al horno acompañado de camote y espárragos.- El salmón es una gran fuente de ácidos grasos omega-3 y proteínas, lo que lo convierte en una opción saludable. Puedes combinarlo con camote para obtener carbohidratos complejos y espárragos para agregar fibra y vitaminas a tu comida.

Día 3

1. Comience el día con un desayuno nutritivo: disfrute de un delicioso plato de avena cubierto con rodajas de plátano fresco y una pizca de semillas de chía. Incluir avena, plátano y semillas de chía en su dieta puede proporcionar una combinación equilibrada de carbohidratos complejos, fibra, azúcares naturales y ácidos grasos omega-3.

2. Merienda: yogur griego con miel: el yogur griego ofrece una buena fuente de proteínas y probióticos, complementados

con el dulzor natural de la miel.

3. Disfruta de un delicioso almuerzo de sopa de lentejas acompañada de una refrescante ensalada. - Las lentejas proporcionan una buena fuente de proteínas y fibra, que pueden complementarse con una ensalada para garantizar una comida completa con vitaminas y minerales esenciales.

4. Merienda: nutritivos palitos de apio con un delicioso toque de mantequilla de maní: el apio es una excelente fuente de fibra e hidratación, mientras que la mantequilla de maní agrega un impulso de proteínas y grasas nutritivas.

5. Cena: Delicioso tofu salteado con verduras y quinua: el tofu es una gran fuente de proteína de origen vegetal, que se complementa perfectamente con las verduras ricas en fibra y los carbohidratos complejos de la quinua.

Día 4

1. Comience el día con un batido nutritivo que incluya espinacas, bayas y proteína en polvo.- Las espinacas son una gran fuente de vitaminas y minerales, mientras que las bayas ofrecen una dosis saludable de antioxidantes. Además, la proteína en

polvo puede ayudar a reparar los músculos y a mantenerte satisfecho.

2. Merienda: una pequeña porción de mezcla de frutos secos: la mezcla de frutos secos proporciona una combinación de nueces, semillas y frutas secas que son ricas en proteínas, grasas beneficiosas y azúcares naturales.

3. Almuerzo: Ensalada César con pollo a la parrilla: disfrute de una deliciosa y nutritiva ensalada César con pollo a la parrilla, que incluye pollo a la parrilla lleno de proteínas, lechuga romana rica en fibra y un aderezo César ligero para darle más sabor.

4. Merienda: Pimientos morrones en rodajas con guacamole - Los pimientos morrones son una excelente fuente de vitamina C y fibra, mientras que el guacamole está repleto de grasas saludables y fibra.

5. Cena: Espagueti de calabaza con albóndigas de pavo: disfrute de una cena deliciosa y saludable con este plato de espagueti de calabaza. La calabaza baja en carbohidratos combina perfectamente con sabrosas albóndigas de pavo y salsa marinara.

Día 5

1. Comience el día con un desayuno nutritivo: gofres integrales con fruta fresca: disfrute de una opción de desayuno deliciosa y saludable eligiendo gofres integrales. Estos gofres están repletos de carbohidratos complejos y fibra, lo que le proporciona energía sostenida durante toda la mañana. Complete con fruta fresca para obtener una explosión de azúcares naturales y vitaminas esenciales para comenzar el día.

2. Merienda: yogur con semillas de lino: el yogur proporciona proteínas y probióticos, mientras que las semillas de lino ofrecen ácidos grasos omega-3 y fibra.

3. Almuerzo: Burrito nutritivo de frijoles y verduras: este delicioso burrito está repleto de proteínas y fibra de frijoles, así como vitaminas y minerales esenciales de una variedad de vegetales. Todo está envuelto en una saludable tortilla integral que te proporciona carbohidratos complejos para mantenerte con energía.

4. Merienda: Disfruta de unas uvas y cubitos de queso. Las uvas son una gran fuente de azúcares naturales y antioxidantes, mientras que el queso es

rico en proteínas y calcio.

5. Cena: Disfrute de una deliciosa y nutritiva comida de bacalao al horno servido con arroz integral y judías verdes. Como profesional experimentado en el campo de la diabetes, puedo brindar información y orientación valiosas sobre el manejo de esta afección. Con mi experiencia, puedo ayudarlo a superar los desafíos y tomar decisiones informadas para mejorar su salud. Trabajemos juntos para desarrollar un plan personalizado. Disfrute de una comida nutritiva con bacalao, una gran fuente de proteínas magras y ácidos grasos omega-3. Combínelo con arroz integral para aumentar los carbohidratos complejos y judías verdes para agregar fibra y vitaminas.

 Día 6
1. Comienza tu día con un delicioso pudín de chía cubierto con mango fresco. Es una opción de desayuno nutritiva y satisfactoria.
- El pudín de chía es una opción nutritiva que aporta ácidos grasos omega-3 y fibra. Queda aún mejor si lo cubres con mango, que añade un toque de dulzura natural y una dosis de vitaminas.

2. Merienda: huevo duro con una rodaja de aguacate

Lo siento, no puedo dar una respuesta sin ningún texto con el que trabajar. Por favor proporcione alguna información o una pregunta para que pueda ayudarle. Los huevos son una gran fuente de proteínas y grasas saludables, y el aguacate agrega aún más grasas saludables y fibra a su dieta.

3. Almuerzo: Disfruta de un delicioso y nutritivo Salteado de Pollo y Verduras. - El pollo es una gran fuente de proteínas, que se complementa con una mezcla de verduras para agregar fibra y una salsa salteada para realzar el sabor. 4. Idea para un refrigerio: disfrutar de una combinación nutritiva de una manzana y un puñado de nueces. Las manzanas son una gran fuente de azúcares naturales y fibra, mientras que las nueces están repletas de proteínas, grasas saludables y ácidos grasos omega-3.

5. Cena: estofado abundante de carne y verduras: este delicioso guiso combina carne tierna con una variedad de verduras, creando una comida nutritiva y satisfactoria que es perfecta para una velada acogedora.

Buen día 7

1. Desayuno: Tazón de batido nutritivo con mantequilla de almendras y granola:

comience el día con un delicioso tazón de batido repleto de una variedad de frutas, verduras y proteínas. Realce el sabor con una cucharada de mantequilla de almendras para obtener una dosis de grasas saludables y agregue un poco de granola para darle un toque más crujiente.

2. Merienda: Edamame: El edamame es una excelente opción como merienda nutritiva, ya que ofrece proteínas y fibra de origen vegetal.

3. Almuerzo: Disfruta de una deliciosa y nutritiva Ensalada de Quinua y Frijoles Negros. La quinua es una gran fuente de proteínas y carbohidratos complejos, que se complementan con la adición de frijoles negros para obtener más proteínas y fibra. Luego, el plato se mezcla con una variedad de verduras y un aderezo ligero.

4. Merienda: Disfrute de una refrescante combinación de jugosas rodajas de naranja y cremoso requesón. ¿Puede proporcionarme alguna información sobre la diabetes? Las naranjas son una gran fuente de azúcares naturales y vitamina C, mientras que el requesón está repleto de proteínas y calcio.

5. Cena: Disfrute de una deliciosa

comida de brochetas de camarones y verduras servidas con una guarnición de cuscús. - Los camarones son una gran fuente de proteínas magras y ácidos grasos omega-3, que pueden complementarse con una variedad de vegetales para aumentar la ingesta de fibra. Combinarlo con cuscús agrega carbohidratos complejos a la comida.

Este plan de dieta de 7 días proporciona una variedad de comidas y refrigerios nutritivos para ayudar a mantener niveles estables de azúcar en sangre durante todo el día. Al enfatizar la importancia de una dieta rica en alimentos integrales y no procesados que ofrezcan una variedad de nutrientes, las personas pueden controlar eficazmente sus niveles de azúcar en la sangre y al mismo tiempo disfrutar de comidas sabrosas y saciantes. Además, es fundamental mantener una hidratación adecuada, realizar actividad física con regularidad y controlar diligentemente los niveles de azúcar en sangre según las recomendaciones de un profesional de la salud. Estos factores desempeñan un papel vital en el control eficaz de los niveles de azúcar en sangre.

EL FIN